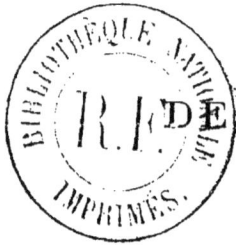

DEUX CAS

DE

FRACTURES RARES

CONSIDÉRATIONS CLINIQUES.

DEUX CAS

CONSIDÉRATIONS CLINIQUES

Professeur-Agrégé à la Faculté de médecine de Montpellier.

MONTPELLIER

TYPOGRAPHIE DE BOEHM & FILS, IMPRIMEURS DE L'ACADÉMIE
Place de l'Observatoire

1875

DEUX CAS

DE

FRACTURES RARES

CONSIDÉRATIONS CLINIQUES

PAR

Le Dr Aphe BOURDEL

Professeur-Agrégé à la Faculté de médecine de Montpellier.

MONTPELLIER

TYPOGRAPHIE DE BOEHM & FILS, IMPRIMEURS DE L'ACADÉMIE
Place de l'Observatoire

—

1875

DEUX CAS

DE

FRACTURES RARES

CONSIDÉRATIONS CLINIQUES.

I

Fracture de la tubérosité externe du tibia et de la tête du péroné par action musculaire.

Dans l'étiologie des fractures, deux faits jouent un rôle important, quoique à des degrés divers ; ce sont : les violences extérieures, et l'action musculaire. Tous les chirurgiens qui se sont occupés de ces lésions osseuses ont cherché à faire la part respective des deux causes que je viens de mentionner. On peut dire que, d'une manière générale, celle des violences extérieures est la plus large. Mais à mesure qu'on a étudié les fractures dans leurs détails, on a trouvé que le rôle de l'action musculaire prenait de l'importance. Ce serait oiseux d'essayer de le prouver et de l'étudier dans les solutions de continuité de

chacun des os du squelette, et en particulier dans celles
des os longs. Parmi ces derniers, quelques-uns échap-
pent plus facilement à son influence, et, s'ils peuvent
être fracturés dans leur longueur, il est rare que les
extrémités soient divisées par l'action musculaire, à
moins qu'il ne s'agisse d'arrachement d'épiphyses in-
complétement soudées. Il serait facile d'emprunter à Pott,
Jean-Louis Petit, Boyer, Malgaigne, Vidal (de Cassis) et
aux Traités modernes sur les fractures, des citations à
l'appui de cette manière de voir. Mais il est des os qui,
par leur texture, par leur position, par leur éloignement
de la partie active des muscles, semblent devoir être encore
plus à l'abri de l'action musculaire : le tibia est de ce
nombre; aussi vient-il en dernière ligne dans l'énumération
des os qui peuvent être fracturés par l'action musculaire.
Au dire de Malgaigne, «les os le plus souvent fracturés
par l'action musculaire sont : la rotule, le calcanéum,
l'olécrâne, l'humérus, le fémur; on cite également quelques exemples analogues de fracture du sternum, des
côtes, de la clavicule, de l'avant-bras et même du tibia.
D'après ce que j'ai vu, il me paraît qu'il faut alors, ou bien
quelque altération préalable du tissu osseux qui ait di-
minué sa résistance, ou bien un accroissement anormal
de la puissance musculaire, comme dans les convulsions et
l'épilepsie (1). »

Boyer dit (2) : « On ne connaît pas d'observation bien

(1) Malgaigne ; *Traité des fractures et des luxations*, 1847, tom. I,
pag. 29.

(2) Boyer ; *Traité des maladies chirurgicales*, 1814, tom. III,
pag. 361.

authentique de fracture de la jambe produite par l'action musculaire, les os jouissant de leur conformation naturelle et leur densité n'ayant subi aucune altération ».

La première de ces citations, due à l'auteur très-estimé du *Traité des fractures et des luxations*, prouve que l'action musculaire est rarement cause des fractures du tibia. Encore Malgaigne n'entend-il parler ici, comme nous le verrons plus tard, que des solutions de continuité qui portent sur le corps de l'os. Il n'avait certainement pas pour but les fractures de son extrémité supérieure, et si Vidal (de Cassis) a pu dire : « On ne conçoit pas que les deux os (de la jambe) puissent être brisés par l'action musculaire (1) », que penser au sujet de l'extrémité supérieure du tibia, qui, par sa contexture, son volume, sa position au-dessous des condyles du fémur et en arrière de la rotule, par la protection que lui fournissent les nombreux tissus musculeux, fibreux et ligamenteux qui l'entourent, semble être à l'abri de l'action des muscles dont l'insertion se fait sur elle dans une étendue assez large pour la garantir ?

J'ai cru devoir publier le fait suivant, à cause de l'intérêt qu'il peut présenter par sa rareté et par la cause qui y a donné lieu.

Les fractures de l'extrémité supérieure du tibia sont déjà très-rares par elles-mêmes ; on les trouve à peine mentionnées dans les auteurs. Boyer, Samuel Cooper,

(1) Vidal (de Cassis) : *Traité de pathologie externe*, 1839, tom. II, pag. 188.

Malgaigne, Vidal (de Cassis) et Follin les signalent à peine.

« Le tibia peut être fracturé dans sa partie moyenne ou plus ou moins *près de ses extrémités* (1). »

Samuel Cooper semble avoir à peine entrevu les fractures de l'extrémité supérieure du tibia : « Les fractures qui sont situées près du genou ne sont pas susceptibles d'un déplacement très considérable , à cause de l'épaisseur du tibia dans cet endroit ». Et plus loin : « Cependant, M. Boyer a vu une fracture de la *partie supérieure du tibia* produite par un coup de pied de cheval (2)... »

Voici ce qu'en dit Malgaigne (3) : « Enfin il se fait quelquefois des fractures du tibia au-dessus de son articulation supérieure avec le péroné, dans lesquelles, par conséquent, celui-ci ne saurait s'opposer au déplacement. La *fig.* 2, *planche* XV, en serait un exemple, si l'on ne voyait le péroné fracturé en même temps... J'ai vu un cas où cette portion du tibia était comme écrasée ; le fragment supérieur du tibia a été vu lui-même divisé en deux. »

« Le tibia seul peut être fracturé dans son corps ou *vers ses extrémités*... La fracture de l'*extrémité supérieure* du tibia, ordinairement oblique, peut ne comprendre qu'une partie de l'épaisseur de l'os (4). »

Quant à Follin, il dit (5) pag. 910 et 913 : « *La fracture*

(1) Boyer ; *loc. cit.*, pag. 373.

(2) *Dictionnaire de chirurgie pratique*, tom. I, pag. 501.

(3) *Loc. cit.*, pag. 800.

(4) Vidal ; *loc. cit.*, pag. 194 et 195.

(5) *Traité élémentaire de pathologie externe*, 1872, tom. II,

peut occuper tous les points de la longueur de l'os, exceptionnellement son extrémité supérieure ».

Ainsi, les auteurs que nous venons de citer, et qui résument l'état de la science au moment actuel et à une époque déjà éloignée, admettent parfaitement la possibilité des fractures de l'*extrémité supérieure* du tibia ; mais aucun ne circonscrit la cassure dans les tubérosités seules. Cet isolement n'a pas pu être fait, vu le petit nombre de cas constatés de cette blessure, surtout vu l'action trop étendue et nullement limitée de la cause déterminante. Tous en effet signalent les violences extérieures, agissant d'une manière directe ou indirecte, comme ayant produit la fracture ; aucun ne parle de l'action musculaire comme pouvant la déterminer. Ceux qui, avec Vidal, pensent à mentionner cette dernière, s'inscrivent en faux contre ses effets possibles. Il semble que cette action soit tout à fait impuissante à produire des lésions pareilles.

Je l'avais cru moi-même jusqu'à ce jour. Ayant observé un cas de fracture de la tubérosité interne du tibia droit chez un malheureux qui fut momentanément enseveli dans un éboulement qui se produisit lors du creusement de la culée de la Bartelasse du pont neuf d'Avignon, et qu'on me porta à l'Hôpital, où il mourut bientôt après, à la suite de nombreuses blessures éprouvées par les organes internes, je pus, pendant l'autopsie, examiner avec soin cette fracture, qui était circonscrite dans la tubérosité signalée. Je trouvai celle-ci divisée en plusieurs morceaux, quoique le sujet fût d'un âge avancé et que les épiphyses fussent parfaitement soudées. La lésion s'étendait jusque dans l'intérieur de l'articulation, où s'était fait un épanchement sanguinolent ; et on constatait parfaitement qu'elle était due à une violence extérieure ayant agi directement.

L'observation que je vais rapporter prouve que, quoique rare, la fracture des tubérosités du tibia, au moins de la tubérosité externe, peut être produite par l'action musculaire seule.

Le 17 décembre 1874, à 11 heures du soir, je suis appelé à la place *Henri René*, auprès du sieur Radonde, homme d'équipe des trains de la Compagnie du Midi. Le chef de train qui vient me chercher me dit que cet homme, grièvement blessé, ne peut pas attendre la visite du médecin de la Compagnie, ce qui explique qu'il soit venu demander mes soins aussi tard et par un temps aussi mauvais.

Arrivé auprès du malade, je le trouve dans son lit, très-souffrant, la jambe gauche immobile, un peu fléchie, et pourtant sans fièvre. J'examine le genou, qui, sans être très-enflé, est douloureux à la pression, surtout au côté externe, et ne présente aucune trace de contusion, d'écorchure ni de violence.

Cet homme, d'un tempérament nervoso-sanguin, d'une bonne constitution, âgé de 41 ans, employé à la Compagnie depuis longtemps, a de bonnes notes, est zélé pour son service, n'a guère été malade, et n'est pas habitué à demander des congés. Il me raconte que le même jour, à 3 heures du soir, venant sur un train qui s'arrêtait dans la gare de Béziers, il a voulu descendre de son observatoire pour remplir son devoir. Il tombait déjà du givre mêlé à de la pluie, comme au moment actuel. L'escalier en bois qu'il devait descendre était couvert, sur le plat de toutes les marches, de givre et de neige. Avec la main gauche, il s'attrape à la rampe de ce côté et exécute la descente avec la rapidité ordinaire, mais sans précipitation. Il allait être à la fin de l'escalier, lorsque, la jambe droite étant projetée en avant et en bas, et tout le poids du corps portant sur la jambe gauche, il sent le pied glisser et est menacé de tomber. Il appuie alors fortement le pied gauche sur l'escalier, et continue son mouvement d'ensemble du corps d'arrière en avant et de droite à gauche, en exécutant un mouvement de torsion sur le membre gauche, dont le pied est retenu à sa pointe par le rebord de l'escalier, tandis que le corps va porter sur la balustrade de gauche, à laquelle il s'acroche de la main droite. Il ne tomba pas, la jambe gauche ne heurta nulle part, mais il éprouva instantanément au genou une vive douleur qui le fit fléchir. A partir de ce moment, il ne put plus se servir de ce membre, et on fut obligé de le mettre dans le fourgon pour le ramener à Montpellier, et de le transporter de la gare de cette dernière ville chez lui.

A la suite de ces renseignements, et d'un nouvel examen superficiel à cause de la douleur, je pensai qu'il pouvait y avoir déchirure de quelque tendon ou ligament, et prescrivis une potion antispasmodique, une tisane diaphorétique et l'application sur le genou de compresses imbibées de la mixture suivante froide :

　　　　Eau de Goulard............... 1000 grammes
　　　　Teinture d'arnica............ 50 ——
　Mêlez.

Le lendemain matin 18, je trouve l'état général du malade satisfaisant, le genou à peu près du même volume que la veille et absolument sans douleur si le malade le laisse immobile et si on n'exerce pas de pression sur lui. Mais une exploration méthodique, et prudente provoque des douleurs très-vives, pour tant qu'elle soit légère, si elle porte sur la face externe du genou au niveau de la tubérosité du tibia et sur la tête du péroné. Cette douleur n'est nullement en rapport avec le volume du genou, qui n'est d'ailleurs ni rouge ni chaud. La synoviale n'est pas distendue, et il est facile de se convaincre qu'elle n'est le siége d'aucun épanchement anormal. D'un autre côté, rien dans les muscles voisins, rien dans les tendons, rien dans les ligaments externes qui puisse faire penser que quelqu'un de ces organes ait été le siége de violences qui se traduiraient par les symptômes observés. Si on examine la tête du péroné, on constate que, coiffée par les tissus tendineux et ligamenteux qui l'entourent, elle présente un mouvement anormal qui s'explique lorsqu'on constate une fracture de cet os au niveau de son col anatomique.

Les mouvements provoquent même une certaine douleur sur le point de la cassure. Tout cela ne saurait expliquer l'impossibilité dans laquelle est Radonde de se porter sur la jambe gauche, et surtout la douleur vive qu'il éprouve sur la partie externe du tibia au-dessus de son articulation avec le péroné, lorsqu'on presse sur ce point, et en particulier lorsqu'on cherche à imprimer à la tubérosité de l'os des mouvements de bas en haut ou de haut en bas, et d'arrière en avant ou d'avant en arrière. Ces pressions et ces mouvements provoquent une souffrance intolérable, atroce, dit le malade. Et en effet, pendant leur exécution, sa figure devient blême et présente les signes de la plus vive angoisse.

Ces symptômes et la mobilité insolite de la tubérosité m'amenèrent à diagnostiquer une fracture du col du péroné et de la tubérosité externe du tibia, toutes les deux sans déplacement: Je dus même penser que celle du tibia ne devait pas, selon toute apparence, pénétrer jusque dans l'intérieur de l'articulation, soit à cause des tissus adipo-fibreux qui la remplissent, soit à cause du peu d'écartement des fragments osseux et de la tendance des liquides, extravasés en petite quantité, à se porter plutôt en dehors qu'au dedans.

La rareté de ce genre de fracture, et surtout l'absence de violences extérieures auxquelles elles sont dues ordinairement, m'avaient fait hésiter. Mais, réflexion faite, il fallait bien se rendre à l'évidence et admettre que, malgré ce qui s'était passé dans tous les faits connus jusqu'à ce jour, j'étais en face d'une fracture de la tubérosité externe du tibia et de l'extrémité supérieure du péroné produite par l'action musculaire.

Ceci admis, le mécanisme était facile à comprendre. Dans la projection en avant et de droite à gauche, le pied droit étant en l'air et le pied gauche étant immobilisé non-seulement par le poids du corps mais encore par la résistance que lui opposait le rebord du marchepied, le haut du corps de Radonde avait imprimé au bassin un mouvement de rotation qui, en éloignant les deux points d'attache des muscles biceps crural et long péronier latéral, avait provoqué dans ces organes une contraction réactionnelle roidissant l'expansion du tendon inférieur du premier de ces muscles et les ligaments latéraux externes, et produit l'arrachement des parties osseuses auxquelles ils sont attachés. Cet arrachement n'avait pas été complet ; la ligne de démarcation ne pénétrait pas dans la cavité articulaire, et les expansions fibreuses non déchirées tenaient en place le fragment qui était enclavé dans sa position ordinaire.

J'eus la satisfaction de voir ce diagnostic accepté et confirmé par mon honorable confrère et ami M. le Dr Mestre, médecin de la Compagnie, qui, averti le troisième jour après l'accident, vint voir Radonde, et, après exploration minutieuse, reconnut les deux fractures, constata le mouvement insolite des fragments des deux os fracturés, et se rangea pleinement à ma manière de voir. Il voulut bien me confier, jusqu'à guérison complète, ce malade, que je gardai avec plaisir à cause de la rareté de ce cas intéressant.

Les choses étant ainsi, il était facile de présumer que le déplacement n'était guère à craindre, les doigts de l'explorateur ne le provoquant qu'à de faibles degrés et la souffrance empêchant le malade de se livrer à des mouvements qui auraient pu le produire.

Quelles étaient les indications à remplir ?

Prévenir l'épanchement dans l'articulation et l'inflammation consécutive ;

Calmer la douleur ;

Et, plus tard, favoriser la réunion.

L'immobilité de l'articulation devait naturellement être très-efficace pour atteindre ce but complexe. — Elle fut prescrite.

Les applications froides et résolutives devaient retenir les liquides dans les tissus, empêcher la fluxion et favoriser la résolution de ceux qui étaient épanchés.

Nous avons vu que ce fut ma première ordonnance. Je fis continuer ces applications pendant quatre jours. Après cela, voyant que je n'avais plus à craindre ni l'inflammation ni l'épanchement articulaire, et craignant que le froid humide, par le temps rigoureux que nous avions dans ce moment, ne vînt à provoquer un rhumatisme, j'exerçai, au moyen d'une bande de flanelle, une compression exacte et méthodique qui devait suffire pour maintenir en place les fragments du tibia et ceux du péroné tant que la souffrance obligerait Radonde à garder le lit.

Mais le 15 janvier, cet homme, s'ennuyant, demanda à se lever. Je reconnus que, malgré la compression exercée par la bande de flanelle, l'immobilité des fragments n'était pas suffisante, et que la guérison se ferait attendre si je n'y portais remède. Le 18, j'enfermai tout le membre inférieur dans un appareil dextriné, et je multipliai les doloires autour de l'articulation du genou. Cette détermination était d'autant plus nécessaire que cet homme devait changer de logement et se transporter dans une maison éloignée.

L'appareil inamovible fut très-bien supporté jusqu'au 8 février. Ce jour-là, ayant enlevé la bande dextrinée, je constatai avec plaisir que les deux fractures étaient consolidées, et que le malade ne souffrait plus dans la tubérosité du tibia. La jambe et le genou étaient seulement un peu émaciés par le fait de la compression. Je fis faire sur ces parties des frictions toniques avec l'alcool camphré, et plus tard avec le liniment de Rosen. Grâce à ces soins, Radonde put reprendre son service le 16 février 1875. Je l'ai revu le 1er avril; il va très-bien et fait son service sans aucune peine, aussi aisément qu'avant son accident.

Quels sont les enseignements à tirer de ce fait ?

1° Il démontre, si je ne m'abuse, que, certaines conditions étant données, la partie supérieure du tibia en dessus de l'articulation de cet os avec le péroné, et même la tubérosité elle-même, peut se fracturer par l'action musculaire seule agissant par traction directe et sans le secours de violences extérieures, contrairement à ce qu'ont pensé et écrit Boyer, Malgaigne, Vidal (de Cassis) et autres avant ou après eux.

Que les fractures de ce genre par cette cause soient communes, je ne le pense pas. Je vais plus loin. En me basant sur les recherches auxquelles je me suis livré, je pense que le fait que je viens de rapporter est le premier publié jusqu'à ce jour. Il n'en agrandit pas moins le champ de l'action musculaire dans la production des fractures en général, champ qui serait probablement plus vaste si, dans un grand nombre de cas, les violences extérieures ne venaient se combiner avec le jeu des muscles, comme le dit Malgaigne.

2° J'espère que ce fait aidera à jeter quelque jour sur le diagnostic des fractures de l'extrémité supérieure du tibia. Les auteurs ne sont pas du même avis sur la facilité de ce diagnostic ; cela vient du peu d'importance qu'ils ont attribuée à cette fracture très-rare, et aussi de la plus ou moins grande gravité ou étendue de la lésion.

Les uns prétendent que le diagnostic est facile ; les autres, au contraire, le regardent comme incertain.

On trouve même ces deux opinions opposées dans deux éditions différentes du même ouvrage. Ainsi, dans le *Traité de pathologie externe* de Vidal, édition de 1839, on trouve à la page 195 : « La tête du tibia n'étant couverte que par une faible épaisseur de tissus, les divers déplacements seront faciles à reconnaître, ce qui facilitera le diagnostic ». Et dans l'édition de cet ouvrage publiée par Fano en 1861, on trouve ces mots à la page 207 du tome II : « Le diagnostic est parfois *très-difficile*, surtout quand les fragments sont restés en contact parfait l'un avec l'autre ». Il me semble que les auteurs ne se préoccupent pas assez du diagnostic de cette fracture, que tous considèrent comme très-rare et très-facile à traiter.

Il faut leur rendre cette justice, que tous signalent la douleur comme un symptôme important, mais en général ils négligent beaucoup trop la difficulté qu'a le malade de s'appuyer sur son membre et de marcher. On a vu que, dès le premier moment, Radonde a présenté ces deux symptômes combinés avec la douleur fixe sans déplacement apparent du fragment.

Les auteurs que j'ai consultés parlent tous de ce déplacement comme suivant immédiatement la lésion ou pouvant toujours être produit par les chirurgiens explorateurs. C'est que, comme je l'ai démontré, tous ont vu des fractures des tubérosités du tibia dues à des violences extérieures ; aucun n'en a signalé comme étant l'effet de l'action musculaire. C'est la même raison qui les a presque tous portés à mentionner l'épanchement intra-articulaire et les ecchymoses cutanées comme des symptômes très-fréquents de cette fracture. J'ai démontré que rien de semblable n'existait chez le malade qui fait le sujet de mon observation. La fracture du col du péroné, qui accompagnait chez Radonde celle du tibia, et qui est un fait très-rare, sinon unique, de fracture de cet os en ce point par l'action musculaire, pouvait être aussi une cause d'erreur de diagnostic dans le cas actuel. Un observateur superficiel aurait pu s'en tenir à la constatation de cette blessure et ne voir qu'elle ; tandis qu'en étudiant avec réflexion le mode d'action de la cause qui l'avait produite, on pouvait penser que celle-ci avait dû agir d'une manière bien puissante pour dépasser la limite des mouvements de l'articulation péronéo-tibiale supérieure, et par conséquent ne pas s'épuiser dans cet effet.

Chez le malade de l'hôpital d'Avignon, la fracture du tibia fut méconnue jusqu'au moment des recherches nécropsiques, malgré deux fractures du corps du fémur du même côté et une des deux os de la jambe opposée. Cela tient évidemment aux préoccupations graves qu'inspiraient les lésions internes auxquelles il succomba peu après.

En résumé, l'étude attentive des symptômes présentés par Radonde confirme les moyens de diagnostic signalés par les auteurs, et ajoute à ce qu'ils ont dit comme caractères symptomatiques : la nature de la douleur provoquée par la station debout, par les mouvements de torsion d'arrière en avant et de gauche à droite exécutés dans l'articulation du genou par le malade, et aussi la douleur provoquée par l'explorateur, la sensation du déplacement du fragment détaché, et l'existence de la fracture du col du péroné sans violence

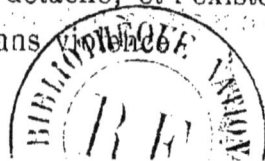

2

C'est par ces symptômes que, malgré l'absence de crépitation, d'épanchement, de tuméfaction, de traces extérieures de violence, et malgré l'affirmation du malade qu'il n'avait reçu aucun coup ni directement ni indirectement, j'ai pu préciser le diagnostic et reconnaître une fracture très-rare.

Au point de vue du pronostic de la fracture qui nous occupe, les auteurs sont généralement d'accord. Tous le considèrent comme grave; non à cause du déplacement des fragments, qu'ils disent faciles à contenir, excepté dans des écrasements qu'on peut considérer alors comme lésion principale au lieu de la fracture, mais leurs préoccupations se portent presque exclusivement du côté de la pénétration dans l'articulation et de l'épanchement qui s'ensuit. Pour eux, c'est de ce côté que vient la gravité, soit à cause de l'inflammation consécutive qui peut se développer, soit à cause des roideurs qui peuvent gêner les mouvements du membre après la guérison.

« Le voisinage du genou, dit Vidal (1), la contusion inséparable de la violence qui produit cette fracture, sont des circonstances qui rendent cette fracture plus grave que celle du corps du tibia.» Follin ajoute (2) : «Les fractures du corps du tibia sont simples et se consolident presque toujours sans accidents. Il n'en est pas de même pour les fractures de l'extrémité supérieure de l'os. Celles-ci, en

---

(1) Vidal (de Cassis); 1re édition.
(2) Follin ; *Pathologie externe*, tom. II, pag. 914.

raison de leur voisinage avec l'articulation fémoro-
tibiale, pénètrent quelquefois dans la cavité articulaire et
exposent alors aux accidents des fractures pénétrantes :
inflammation, diathèse purulente, etc. D'un autre côté,
les fractures de l'extrémité supérieure du tibia sont, plus
souvent que celles de la diaphyse, sujettes à des déplacements des fragments. Aussi la consolidation s'y fait-elle
avec moins de rapidité. Sous ce rapport, ces fractures
peuvent être rapprochées de celles qui occupent à la fois
les deux os ; elles offrent même ceci de plus grave,
c'est qu'elles sont plus fréquemment suivies de roideurs
articulaires et de fausses ankyloses. »

Au point de vue du déplacement, Follin est ici bien en
opposition avec Samuel Cooper, qui avait dit avant lui :
« Les fractures qui sont situées près du genou ne sont
pas susceptibles d'un déplacement très-considérable, à
cause de l'épaisseur du tibia dans cet endroit ; mais elles
sont plus dangereuses que celles qui ont lieu au milieu
de l'os, à cause de l'ankylose du genou qui en résulte
souvent (1). »

Mon observation démontre que la fracture du tibia
peut porter immédiatement au voisinage de l'articulation,
sans offrir les symptômes qui constituent sa gravité.

Elle n'a présenté aucun déplacement, aucun épanchement, aucune inflammation ; ses suites ont été *des plus
simples*. Je reconnais qu'on peut ne pas être toujours
aussi heureux ; mais, si généralement on n'est pas maître
de prévenir le déplacement et l'épanchement, nous ver-

_____

(1) Samuel Cooper ; tom. I, pag. 501.

rons plus tard qu'il existe des moyens efficaces pour empêcher ou combattre l'inflammation, la suppuration et les ankyloses (1).

Les auteurs classiques s'occupent peu du traitement de la fracture de l'extrémité supérieure du tibia ; ils le confondent en général avec celui des fractures du corps ou de son extrémité inférieure. Cependant quelques-uns établissent des distinctions relatives aux conditions de la fracture. Boyer la passe sous silence. Vidal (de Cassis) dit : « Le traitement variera suivant les circonstances (2). » Et plus loin : « Quel que soit l'appareil choisi, on devra imprimer de bonne heure des mouvements au genou, surtout quand la fracture pénétrera dans l'articulation (3). »

Dans la dernière édition, Fano (4) dit : « Si c'est l'extrémité supérieure (qui est fracturée), comme la fracture pénètre souvent dans l'articulation du genou, on aura encore recours à un appareil inamovible, en prenant la précaution de maintenir le genou légèrement fléchi et en condamnant le blessé au repos absolu. »

Comme Boyer, qu'il a beaucoup suivi, Samuel Cooper dit peu de chose du traitement des fractures des tubérosités du tibia.

Il n'en est pas de même d'Astley Cooper (5), qui, au

(1) Voir plus loin ; et aussi le *traitement des fractures de la rotule* dans le mémoire suivant.

(2) Vidal ; *ouv. cit.*, 1re édition, tom. II, pag. 195.

(3) *Ibid.*, pag. 196.

(4) Vidal ; *ouv. cit.*, édition de 1861, tom. II, pag. 207.

(5) *Œuvres chirurgicales complètes* de sir Astley Cooper, traduites par Chassaignac et Richelot, 1837, pag. 170.

point de vue du traitement, les divise en pénétrantes et non pénétrantes : « Quand la fracture s'étend dans l'articulation du genou, dit-il, elle réclame le même traitement que la fracture oblique des condyles du fémur.

» Le traitement consiste d'abord à maintenir le membre dans l'extension, le fémur ayant pour effet, dans cette attitude, de maintenir la coaptation de la fracture du tibia, en remplissant l'usage d'une attelle appliquée sur la partie supérieure et en maintenant les surfaces articulaires dans une exacte apposition... »

« Mais lorsque la fracture du tibia, tout en étant oblique, ne pénètre pas dans l'articulation, la position du membre sur un double plan incliné est préférable. »

Malgaigne (1) veut qu'on combine généralement l'immobilité avec une flexion légère propre, avec des mouvements modérés du genou, à prévenir les roideurs articulaires. « Les fractures de l'extrémité supérieure de l'os pénétrant généralement dans l'articulation du genou, le repos absolu est de rigueur ; il faut donc que la cuisse soit tenue immobile aussi bien que la jambe, et c'est alors surtout que la roideur articulaire est à craindre ; une légère flexion du genou est donc préférable quand les fragments n'ont aucune tendance au déplacement.

» Mais quand le fragment supérieur est porté en avant par les muscles rotuliens, la moindre flexion tend à accroître le déplacement, qui diminue ou disparaît par l'extension de la jambe. C'est à l'extension que M. Syme eut recours dans un cas de fracture de la partie supé-

(1) *Ouv. cit.*, tom. I, pag. 802.

rieure communiquant avec l'articulation (1); et je n'hési-
terais pas à l'employer pour mon compte, si cette position suffisait pour remédier au déplacement. Mais dans le
cas où elle ne suffirait pas, je préférerais de beaucoup
placer le membre dans une flexion légère sur le double
plan incliné, et réprimer la saillie du fragment à l'aide
de la vis déjà décrite pour la fracture de la jambe. »
Follin résume à peu près les idées de Malgaigne, auxquelles il se range complétement.

En somme, tous les écrivains sont préoccupés de deux
choses : pénétration de la fracture dans l'intérieur de l'ar-
ticle ; déplacement des fragments. Et, dans le premier
cas, ils redoutent les conséquences de la fracture au point
de vue de l'altération possible des fonctions de l'articulation ; enfin, dans le second, ils craignent de ne pouvoir pas vaincre facilement la tendance des fragments, du
supérieur surtout, au déplacement.

Dans le cas qui fait le sujet de ce Mémoire, je n'ai rien
eu à noter de ces deux accidents. Le déplacement des
fragments était nul, à tel point que le diagnostic en deve-
nait difficile ; aucune conséquence des plaies pénétrantes
des articulations n'a été observée. A ce double point de
vue, la fracture et son traitement ont été d'une simplicité
remarquable. Cela a-t-il tenu à la lésion elle-même ou
au traitement employé ? Je ne crains pas d'affirmer que les
deux conditions ont eu leur influence dans la simplifica-
tion de ce cas morbide, intéressant encore par ce côté.

(1) *Archives générales de médecine*, tom. XL, 1836, pag. 97.

Quelles indications peut réclamer une fracture de ce genre ?

Évidemment la première sera de faire cesser la douleur éprouvée par le malade, et qui est augmentée par le mouvement ;

La deuxième sera de prévenir ou de réduire autant que possible l'épanchement dans l'articulation ;

La troisième aura pour but d'empêcher la saillie ou le déplacement des fragments ;

Enfin, en quatrième lieu, on pensera à obtenir la consolidation.

C'est ainsi que j'ai fait l'analyse clinique du cas qui se présentait à moi, et que j'ai combiné le traitement en vue des diverses indications que je viens de mentionner.

Le repos du malade et l'immobilité du membre dans une extension sans excès s'imposaient dès le premier abord. Puis venait l'application de réfrigérants résolutifs, qui avaient pour but de s'opposer à la fluxion vers l'articulation, de prévenir l'enflure et l'inflammation, tout en calmant la douleur. Il était naturel que les moyens généraux, tels que les stimulants diffusibles et la diète, vinssent aider les moyens locaux. Je n'avais pas à m'occuper de la contention des fragments, ceux-ci ne présentant aucun déplacement ; mais la vive douleur qu'éprouvait le malade, soit dans les mouvements actifs, soit dans ceux qu'il subissait, devait fixer mon attention. L'immobilité était indiquée à ce point de vue. Dès le début, je l'obtins par la position que je donnai au malade. Mais, convaincu que celui-ci s'y soustrairait à mesure que la douleur ne lui en ferait pas un devoir impérieux, je dus tout d'abord appli-

quer une bande de flanelle dès que je compris que les
réfrigérants résolutifs étaient devenus inutiles. Enfin,
quand je pensai que je pouvais sans danger me dispenser
de voir tous les jours l'articulation, et que l'épanchement
et l'inflammation avec le cortége de ses conséquences,
n'étaient plus à craindre, j'enveloppai tout le membre dans
un appareil inamovible, qui permettait au malade de
quitter le lit et de se mouvoir dans son appartement sans
que la mobilité des fragments fût augmentée, et que la
douleur primitive fût réveillée.

Ce traitement fut couronné du succès le plus complet.

Une préoccupation pouvait me rester : c'était la crainte
dont sont poursuivis tous les Auteurs qui se sont occupés
de cette fracture, à savoir : que, la consolidation obtenue,
le malade n'éprouvât dans l'articulation de la gêne dans
les mouvements, de la roideur, ou même une ankylose
plus ou moins complète. Je dois dire que, grâce à la manière dont j'avais procédé, j'étais à peu près certain
d'avoir prévenu ces accidents.

En effet, jusqu'à une époque assez éloignée de ce moment où la fracture avait eu lieu, j'avais pu me convaincre que la cavité articulaire était indemne et que les mouvements étaient conservés. Enfin, le temps relativement
court pendant lequel le membre avait été immobilisé par
l'appareil dextriné, ne pouvait pas avoir provoqué des exsu-
dations, des adhérences dans la cavité de la synoviale.
Aussi n'ai-je eu aucune surprise, en enlevant l'appareil, de
voir que les mouvements étaient complétement libres et
ne présentaient d'autre roideur que celle qu'on observe

ordinairement quand un membre a été maintenu quelque temps dans un appareil à fracture, et qui cède à
des frictions résolutives et toniques. J'ai dit que tout
cela était rentré dans l'ordre, et que cet homme ne semble plus avoir éprouvé l'accident dont il a été victime,
tant ses suites ont été complétement effacées.

N'ayant exposé et analysé ce fait que comme très-rare
et insolite dans la cause qui l'a produit, je n'ai dû parler
qu'incidemment de la fracture du péroné, due pourtant
elle aussi à l'action musculaire, et passer sous silence le
traitement qui lui fut appliqué. Il est évident que cette
lésion n'a pas la même importance au point de vue de la
cause. Quant à son traitement, la fixité du fragment supérieur par les ligaments qui attachent le péroné au tibia et
par les insertions musculaires dont il est l'aboutissant,
aussi bien que par l'aponévrose inter-osseuse, et surtout
l'insertion des péroniers en dehors et des poplités en
arrière, aurait rendu tout bandage presque inutile. Mais la
contention des deux fragments était positivement assurée,
en dehors de ces moyens, par les appareils divers appli-
qués en vue de guérir la fracture du tibia. Celle du péroné
ne présentait donc ici aucune indication spéciale.

II

Fracture simultanée des deux rotules chez la même personne, l'une par action musculaire, l'autre par suite d'un choc direct. — Guérison des deux sans écartement des fragments, et avec la conservation de tous les mouvements.

———

Le 22 février 1874 au soir, je fus appelé en toute hâte auprès de Mme P... qui, me dit-on, était tombée et ne pouvait plus se relever. Arrivé près d'elle, dans la chambre d'une de ses amies malade, qu'elle était allée visiter au second étage de la maison dont elle habite le premier, je la trouvai couchée à terre, les jambes allongées et croisées l'une sous l'autre, avec l'habitude extérieure d'une personne qui n'a éprouvé ni attaque ni congestion qui puisse supprimer les mouvements des membres inférieurs. Cependant ceux-ci étaient immobiles, et elle se plaignait de ne pas pouvoir leur faire exécuter le moindre mouvement, quoiqu'elle n'éprouvât qu'une douleur légère aux genoux. Ayant porté la main sur le genou droit, qui était au-dessus, je constatai une fracture de la rotule avec un léger écartement; j'allongeai complétement la jambe, ce qui soulagea la malade; et quelle ne fut pas ma stupeur lorsque, voulant mettre la jambe gauche en parallélisme avec la droite, ayant appliqué la main sur le genou de ce côté, je constatai une seconde fracture, mais avec un écartement des fragments de six centimètres au moins. La jambe était fléchie au quart environ de la possibilité ordinaire de ce mouvement. Je l'allongeai comme l'autre, sur le tapis, et ayant mis le tronc de Mme P... dans une position convenable, je m'occupai des moyens de la transporter chez elle.

Des hommes robustes étant venus prêter leur concours, nous l'installâmes sur une forte chaise qui nous permit de passer à travers les portes et de descendre l'escalier. Deux hommes la tenaient par côté, un troisième tenait le dos de la chaise ; et moi, marchant à reculons, je soutenais les deux jambes dans l'extension complète et se faisant attelle l'une à l'autre. Nous pûmes ainsi la porter dans son lit, qui était préparé à l'avance, et mettre les deux jambes sur un plan incliné des pieds vers le haut. Cette position s'opposait au déplacement et n'offrait aucun empêchement aux explorations et aux pansements à faire. Je cherchai à parer à l'état nerveux par une potion antispasmodique et la tisane de feuilles d'oranger. Après cela, j'essayai de me rendre compte de cette double fracture et de la manière dont elle s'était produite.

La malade me raconta tout simplement que, s'étant levée du fauteuil où elle était assise pour terminer sa visite et descendre chez elle, elle s'était entravée à la chaufferette qu'elle avait sous les pieds, s'était fortement renversée en arrière, avait fait un violent effort pour revenir en avant, et était alors tombée sur la chaufferette, dont le genou droit était allé heurter vivement le rebord, et était ensuite tombée par terre dans la position où je l'avais trouvée.

J'examinai les deux genoux avec attention, et voici le résultat de mon examen :

1º Le gauche présentait une fracture transversale complète de la rotule au niveau du milieu ou à peu de chose près de son axe vertical ; on constatait que le fragment supérieur, fortement tiré en haut par le triceps crural et surtout par le droit antérieur, laissait un vaste espace creux entre lui et le fragment inférieur, qui était fixé au ligament rotulien et susceptible d'un déplacement latéral étendu. L'écartement, moins considérable qu'à ma première exploration, avait bien encore 5 centim. au moins. Il me fut facile de rapprocher le fragment supérieur du rotulien en surmontant l'action musculaire, qui céda sans trop d'efforts. Le rapprochement fut presque complet et s'effectua sans douleur.

2° Le genou droit présentait une fracture multiple. Une ligne horizontale, passant au-dessous du milieu de l'axe vertical, divisait la rotule en un fragment supérieur plus large, tandis qu'une autre ligne oblique, tombant sur la première vers son tiers interne, divisait la partie inférieure de cet os en deux fragments triangulaires dont l'externe avait deux fois le volume de l'interne. Ces trois fragments étaient mobiles, mais peu écartés les uns des autres. Les lignes de séparation n'avaient pas plus de 2 centimètres.

Tandis que le genou gauche ne présentait ni épanchement ni ecchymose, le droit offrait des traces d'empâtement et était plus douloureux. En rapprochant les fragments, on déterminait une sensation pénible pour la malade.

Je laissai celle-ci sur le plan incliné dont j'ai parlé, et fis appliquer sur les deux genoux des compresses imbibées d'un mélange froid d'eau de Goulard et de teinture d'arnica. Ce fut le seul pansement que je fis jusqu'au 27 février. Sous son influence, le genou gauche conserva son volume ordinaire et ne présenta point d'œdème ni d'ecchymose. Le droit présenta le second jour des traces d'épanchement sous-cutané et même intra-articulaire. Les ecchymoses prirent bientôt une couleur jaunâtre qui était déjà bien diminuée le 27. Rien n'indiqua qu'il dût survenir une inflammation ni intra ni péri-articulaire.

Ce jour-là, je jugeai à propos de souscrire à l'impatience de la malade et de sa famille, qui réclamait l'application d'un appareil. Il s'agissait de choisir le plus avantageux. Il fallait tenir compte pour cela, non-seulement des indications présentées par les fractures des deux jambes, mais encore de la disposition particulière de Mme P..., qui, d'un tempérament très-nerveux, d'une susceptibilité morbide excessive, malgré une grande énergie de caractère, prétendait qu'elle ne pourrait jamais supporter

un appareil quelconque pendant un espace de temps même court.
Dans tous les cas, il fallait habituer la malade et les jambes à supporter une pression continue et la privation des mouvements. Il me
sembla que le bandage unissant des plaies en travers serait plus
facilement supporté par la malade, et que, s'il ne pouvait pas avoir
raison à lui seul de la double lésion chirurgicale, il pourrait tout
au moins préparer les voies pour qu'une modification qui lui serait imprimée, en le rendant inamovible par exemple, ou bien
la substitution d'un autre moyen de guérison, pussent être sup-
portés lorsque le moment serait venu. Ayant convenablement
comprimé tout le membre inférieur au moyen d'une bande roulée,
j'appliquai sur chaque genou le bandage unissant des plaies en
travers, en donnant tous mes soins à ce que les fragments fussent
bien exactement en rapport les uns avec les autres, et que la
rotule gardât sa position normale, relativement aux autres élé-
ments de l'articulation tibio-fémoro-rotulienne.

Comme je m'y attendais, cette opération provoqua des symptômes nerveux : essoufflement, oppression, insomnie et même
sensation de congestion céphalique, qui cédèrent à quelques
moyens antispasmodiques. Mme P... s'habitua à supporter son
appareil, qu'elle garda, sans que j'eusse besoin d'y toucher, jusqu'aux 6 et 7 mars. Ces jours-là, afin d'obvier au relâchement
déterminé par l'extension des bandes et la diminution de volume
des membres, je refis le bandage avec de nouvelles bandes, un
jour à droite et le lendemain à gauche. Pareille opération fut
faite le 17. Chaque fois je constatai avec plaisir l'affrontement
exact des bords des plaies osseuses, et le 17 je pus me convaincre que la réunion commençait à se faire. En effet, les mouvements de latéralité imprimés à l'un des fragments entraînaient
tout l'ensemble de l'os. La malade s'était habituée à supporter
le bandage, que je laissai jusqu'au 10 avril.

Mme P... était restée jusqu'à ce jour dans son lit et sur le plan
incliné où je l'avais mise dès le premier jour. Voyant la consolidation obtenue, elle s'ennuya de rester au lit et demanda surtout à pouvoir se livrer à quelques mouvements. Je pensai moi-

même à l'utilité de ne pas prolonger l'immobilité, afin de prévenir la roideur articulaire. Dans ce but, je cherchai un appareil
qui, tout en maintenant les fragments rapprochés, permît au
membre des mouvements d'extension et de flexion. C'est ce que
j'obtins au moyen de deux bracelets pour chaque jambe, formés
de deux anneaux de cuir fortement matelassés, bouclés en dehors
de manière à s'appliquer exactement sur la partie supérieure de
la jambe et inférieure de la cuisse. Ces deux bracelets étaient at-
tirés l'un vers l'autre par quatre lanières de caoutchouc appliquées
aux quatre points cardinaux de la périphérie du supérieur, qui
venaient s'attacher à des boucles fixées sur les points correspon-
dants de l'inférieur. Ils maintenaient ainsi les fragments rotuliens
rapprochés l'un contre l'autre, et laissaient, grâce à l'élasticité
du caoutchouc, assez de liberté au genou pour se fléchir et s'étendre sans que ces fragments pussent cesser d'être en contact. Je
reconnus bientôt que la position des lanières de caoutchouc laissait trop de liberté aux fragments dans le sens latéral, et je fis
rapprocher les deux qui correspondaient à la partie antérieure,
de manière à ce qu'elles vinssent s'appliquer sur les bords interne et externe de la rotule. Grâce à ce simple appareil, Mme P..,
que je pus alors débarrasser du plan incliné, put plier les genoux,
se coucher sur le côté, aller sur un canapé dans son salon, et plus
tard se lever et marcher.

La compression exercée par cet appareil détermina autour
de l'articulation un peu d'œdème qui fit que je l'en débarrassai
d'abord pendant la nuit, et plus tard d'une manière définitive, dès
l'instant que la consolidation complète fut hors de doute. Dans
cet intervalle, elle le posait dans la journée, pendant les mo-
ments où elle se reposait au lit ou sur le canapé.

Au commencement de mai, la guérison était complète. Les
trois fragments de la rotule droite et les deux de la rotule
gauche étaient réunis par un cal osseux sans aucun écartement
appréciable. Mme P... pouvait marcher dans l'appartement, soit
au bras de son mari, soit avec un bâton; mais elle éprouvait
dans les deux articulations une roideur considérable qui l'em-

pêchait de plier les genoux et de s'asseoir autrement que sur un siége élevé, les jambes presque droites.

Les onctions adoucissantes longtemps prolongées, la marche, avec obligation de faire la tentative de s'asseoir; plus tard l'action de descendre et monter un escalier à l'intérieur de l'appartement : mais surtout les mouvements passifs exécutés plusieurs fois par jour et pendant un temps prolongé par M. P..., qui y mettait une application et une intelligence remarquables, amenèrent tous les jours une amélioration progressive telle que Mᵐᵉ P... surprit bientôt agréablement ses amis en pouvant aller à l'église et faire des promenades prolongées.

Cependant à la fin de juillet il lui restait encore une certaine roideur, qu'une saison aux thermes de Luchon a fait disparaître complétement.

Cette observation est intéressante à plus d'un titre. Au point de vue du sexe, elle augmente le nombre relativement moindre des fractures de la rotule chez les femmes.

Elle confirme, pour l'âge, les observations faites jusqu'à ce jour, qui prouvent que la rotule se fracture plus souvent, et surtout chez les femmes, après 55 ans. Mᵐᵉ P... en avait 57.

Quoiqu'on n'ait rien signalé de particulier au tempérament, je dirai que ma malade est d'un tempérament lymphatico-nerveux.

Les fractures de la rotule sont verticales, transversales ou multiples.

Les verticales sont rares, je n'ai pas à m'en occuper ici ; beaucoup de fractures obliques ont été considérées à tort comme verticales: c'est une question de degré dans l'obliquité. Je n'ajouterai rien, sinon qu'avec de la bonne volonté la fracture du côté droit de Mme P... pourrait nous présenter une fracture verticale entre ses deux fragments inférieurs.

Un des côtés le plus intéressant de cette observation, c'est la simultanéité de la fracture dans les deux rotules à la fois. Les exemples de ce fait ne sont pas communs, on peut les compter. Au dire de Malgaigne, Camper (1) et Sue en ont observé un cas chacun. En lisant le mémoire de Camper (2), il semble que cet auteur cite deux fractures doubles de la rotule; celui qui lui est propre est évidemment un exemple de fracture double simultanée : «*Aliquando hac occasione utraque patella simul disrumpitur, quemadmodum ante 47 annos Leydæ matronæ cuidam, templum exeunti contigisse memini*». Et il ajoute, ce qui est très-vrai pour ce genre de fracture : *Id autem raro accidit, sæpe alternis vicibus*». Il cite ensuite l'observation empruntée au recueil de Schenckius (3), qui la donne d'après Meichsner, le cas du secrétaire de Marchion, de Bade: « *Qui binis, sed alternis vicibus molam seu patellam utriusque genu perfregerat, ac si cultro per medium sectæ essent.*» Est-ce une fracture simultanée ou bien les deux ruptures ont-elles eu lieu à des époques différentes? En lisant l'observation dans Schenckius, je me suis assuré que cette double fracture ne s'était pas faite simultanément.

Bichat parle d'un calculeux qui, dans un accès de con-

___

(1) *Dissertatio de fractura patellæ et olecrani*. 1789.

(2) *Loc. cit.*, pag. 18 et 19.

(3) *In Obs. med. rarioribus*, lib. V, Obs. IV, pag. 671.

vulsion à la suite de la taille, se rompit à la fois les deux
rotules. Astley Cooper (1) cite l'observation d'une jeune
femme (le sexe est à noter au point de vue du fait que
je rapporte) qui avait eu les deux rotules fracturées
huit mois auparavant, et qui depuis ce moment avait
perdu l'usage de ses jambes. Et un peu plus bas le même
auteur dit : «Pendant l'hiver de 1822, on disséqua à
l'hôpital Saint-Thomas un sujet sur lequel on trouva les
deux rotules fracturées verticalement. Quoique les fragments fussent en contact, cependant la réunion s'était
faite par une substance fibreuse.» Enfin Malgaigne, dans
son Atlas du *Traité des fractures*, représente à la Pl. XIV,
fig. 2 et 3, et *fig.* 7, la rupture des deux rotules sur le
même individu. La première, qui était à droite, n'avait
pas été soupçonnée pendant la vie, à tel point qu'il émet
l'opinion qu'on pourrait presque la mettre en doute ; la
seconde rotule s'était cassée trois fois. «Dentu, dit-il, âgé
de 61 ans, portait depuis plusieurs années une fracture
en travers de la rotule gauche, réunie par un cal fibreux
qui s'était déjà rompu une fois et de nouveau réuni,
lorsque le 7 février 1839 il fit un faux pas et tomba
à la renverse : *le cal s'était rompu pour la seconde fois.*»
Le sujet mourut de cette troisième rupture.

Mes recherches dans les Traités de chirurgie et dans
les collections de Journaux ne m'ont fourni aucun autre
cas de fracture double simultanée de la rotule. Ainsi,
mon observation présenterait le septième exemple. Ce
serait déjà un fait rare et digne de figurer dans la collec-

(1) *OEuvres chirurg.*, trad. par Chassaignac et Richelot, 1837, p. 165.

tion de Schenckius. Il est bien entendu que je parle ici de rupture ayant lieu en même temps dans les deux rotules, ce qui, comme le dit Camper, arrive rarement : « *id autem raro accidit* ». Je ne parle pas des ruptures de la rotule qui peuvent avoir lieu à des époques différentes, plus ou moins éloignées, alternativement, ce qui se voit souvent, comme dit le même auteur : « *sæpe alternis vicibus* ». Il cherche ensuite, avec Flajan, chirurgien du pape Pie VI (1), à expliquer le mécanisme des deux fractures dans ce cas, comme l'a fait Malgaigne après lui.

Ce fait est bien plus intéressant si on étudie les causes qui ont donné lieu à cette double fracture. Dans beaucoup des observations que j'ai citées, celles de Camper, de Sue, de Meischner (la forme de la lésion peut cependant donner à supposer qu'elle fut produite par l'action musculaire : *ac si cultro per medium sectæ essent*); dans les deux d'Astley Cooper et celle de Magaigne, la cause de la fracture est inconnue. Mais, d'après les renseignements, on peut supposer qu'elle est unique, et la même des deux côtés, c'est-à-dire due à l'action musculaire dans le cas de Bichat et probablement dans celui de Meischner. Il est à présumer qu'il en est de même dans celui de Malgaigne, au moment où les deux fractures se produisirent à la fois, comme l'indique la *fig.* 2. Mon observation se distingue de toutes les autres en ce que, tandis que la fracture du côté gauche a été produite par l'action musculaire, il a fallu que la fatalité fît heurter le

(1) *In chir. magná*, lib. 2, cap. XV.

genou droit contre un corps résistant et anguleux, et que le choc ait déterminé la seconde rupture. Donc, différence complète dans la cause fracturante, ce que ne présente aucune des autres observations que j'ai citées. La mienne donne l'exemple des deux causes habituelles de rupture de la poulie du genou, chocs directs et action énergique des muscles de la cuisse.

De là découle la variété constatée dans la forme de la fracture. Tout le monde reconnaît qu'elle est transversale lorsqu'elle est le résultat de l'action musculaire ; multiple et oblique, quelquefois même étoilée ou longitudinale, mais très-rarement transversale, dans les cas où elle est due à des contre-coups agissant directement. Malgaigne prétend qu'il ne connaît de fracture transversale produite par un choc direct que celle rapportée par Boyer, causée par un coup de pied de cheval.

Mme P... s'est cassé la rotule gauche dans un violent effort pour se renverser en arrière et prévenir la chute dont elle était menacée par la rencontre intempestive de la chaufferette. C'est ensuite en se heurtant contre cet objet qu'elle s'est rompu la rotule droite. Dans le premier cas, deux fragments seuls et division presque au niveau du diamètre horizontal moyen ; dans le second cas, trois fragments, division au-dessous de l'axe moyen, et division oblique du fragment inférieur.

De là aussi des divergences notables dans la symptomatologie. Je ne veux pas parler ici des symptômes généraux et communs à toutes les fractures de la rotule ; je

signalerai seulement ceux qui distinguent la fracture transversale due à la contraction des extenseurs de la cuisse,
de ceux bien différents des fractures longitudinales, obliques et multiples. Ce que j'ai observé n'est que la confir-
mation des faits ordinaires. Ainsi, du côté gauche, un
écartement immense des fragments dû à la fixité du ligament rotulien qui retint le fragment inférieur, tandis que
les muscles avaient entraîné par leur contraction le fragment supérieur à une hauteur prodigieuse, 6 à 7 centimètres. Cet écartement, signalé dans tous les auteurs à la
suite des fractures par effort musculaire, est surtout remarquable dans une figure de la Planche II de Camper :
il mesure plus de 10 centimètres.

On sait qu'il est à peu près nul dans les fractures longitudinales, et rarement considérable dans les fractures
par contre-coup, quand même elles affectent la forme
plus ou moins transversale. Chez Mme P..., dont la
rotule droite brisée par contre-coup présentait trois fragments, les deux inférieurs, divisés par une ligne oblique
presque verticale, étaient maintenus au contact ou à peu
près et séparés du supérieur par un écart de 2 centimètres environ.

L'explication de ces faits est facile. Dans l'effort musculaire, les parties fibreuses qui entourent la rotule et qui
ne sont qu'une expansion du tendon et du ligament rotulien, sont déchirées comme elle. Dans la fracture par cause
directe, le choc portant sur le centre de la rotule, la force
s'épuise à la circonférence, où les tissus fibreux lui offrent
résistance; aussi l'écartement des fragments n'existerait-il
pas plus dans les fractures obliques ou transverses par

contre-coup que dans les fractures longitudinales, si la
contraction des muscles cruraux ne venait le produire; à
tel point que certains auteurs, Boyer entre autres, ont pu
penser que dans les fractures par violences extérieures
l'écartement ne se faisait qu'en raison de la part qu'y prenait l'action des muscles cruraux. Ce fait est d'autant plus
vrai que l'écartement des fragments ne se fait pas si le
tissu fibreux qui recouvre la rotule n'a pas été déchiré
par l'action musculaire au moment où le choc extérieur
a divisé la partie osseuse.

Ces deux causes peuvent se combiner encore lorsque
la fracture ne se produit pas au moment même où a lieu
l'action contondante. « Un malade reçu dans le service de
Sanson éprouvait depuis six semaines de la douleur dans
le genou, suite d'une première chute, lorsque arriva la
fracture définitive (1). » Malgaigne cite encore deux faits
pareils. Dans l'un, le premier coup remontait à un mois.
Le travail morbide qui se fait d'une manière consécutive
est une prédisposition lente à la fracture que produit ensuite définitivement l'action musculaire. Celle-ci, dans les
cas de ce genre, n'a pas besoin d'être très-considérable.

Rien de pareil n'a existé chez ma malade. Rien, ni dans
son état général ni dans l'état de l'articulation ou de la
rotule, ne pouvait faire penser à une fracture aussi extra-
ordinaire. Mme P..., un peu lymphatique, comme je l'ai
dit, ne s'était jamais mieux portée. Son âge, son état de
santé, aucun accident antérieur, rien ne l'exposait à une
altération des os qui pût les rendre friables. D'ailleurs, la

(1) Malgaigne; ouv. cit., pag. 745.

rapidité de la consolidation a prouvé l'intégrité des fonctions de la malade.

Nous avons pu constater que la fracture par cause directe était plus souvent suivie d'ecchymose et d'épanchement intra ou péri-articulaire que celle par contraction des muscles; tous les Traités de chirurgie reconnaissent ce fait. L'observation de Mme P... le démontre d'autant mieux que l'on peut faire la comparaison entre les deux modes de production de rupture. Je n'insisterai pas sur ces deux ordres d'idées.

Le diagnostic des fractures de la rotule n'est pas difficile en général. Ce n'est que dans les longitudinales et dans quelques cas de fracture comminutive que le maintien des fragments les uns contre les autres, et l'absence de crépitation, peuvent tenir le chirurgien pendant quelque temps dans le doute. Les symptômes généraux des fractures de la rotule viendront bientôt l'éclairer. Dans le cas de Mme P..., il a été facile de constater le mal, et l'impossibilité de se relever n'eût permis aucun doute. L'exploration directe pouvait au besoin l'établir d'une manière complète, et ne devait pas laisser longtemps dans l'incertitude.

Les conséquences des fractures qui nous occupent sont médiates ou immédiates. « La fracture de la rotule est, parmi ce genre de maladies, une de celles qui compromettent le moins la vie des malades, lorsqu'elle est simple; au contraire, et pour des raisons qu'il est facile de sentir,

elle devient des plus dangereuses lorsqu'elle est comminutive et compliquée de contusion de l'articulation, et de
plaie aux téguments par laquelle l'air trouve un accès
dans l'intérieur de celle-ci (1). »

Dans la fracture simple, il faut tenir compte de la cause,
de la lésion plus ou moins grave qu'elle a produite, de
l'écartement des fragments, du nombre de ceux-ci, et du
degré d'irritation, qui, comme le dit Boyer (2), ne manque
pas, après les premières vingt-quatre heures, d'être suivie
d'un léger engorgement inflammatoire.

Ces dangers conjurés, les fractures simples peuvent encore présenter de la gravité au point de vue du mode de
consolidation. Les conséquences ultérieures ou médiates
peuvent amener la guérison par l'intermédiaire d'un cal
fibreux plus ou moins long qui rendra les mouvements
du membre plus ou moins difficiles : « L'écartement des
fragments a pour résultat habituel, en l'absence d'un
traitement bien dirigé et souvent même en dépit de ce
traitement, d'amener une mauvaise consolidation. Les
deux fragments se réunissent par un cal fibreux, et cette
terminaison est surtout commune dans les fractures transversales, qui sous ce rapport offrent donc une plus grande
gravité que les fractures longitudinales. La réunion par
un cal fibreux expose en effet à de sérieux inconvénients,
et même à de graves accidents. Le tissu intermédiaire
aux deux fragments, n'offrant pas la résistance du tissu
osseux, entraîne une faiblesse plus grande des muscles

(1) Roche et Sanson; *Pathologie médico-chirurgicale*, 1833, tom. IV.,
pag. 413.

(2) *Dictionnaire des sciences médicales*, tom. XLIX.

extenseurs, et, par suite, de tout le membre inférieur ; la marche est difficile, pénible ; le malade se fatigue vite et est incapable de grands efforts (1). » Comme conséquence grave encore plus éloignée, je signalerai, dans la fracture unique de la rotule, l'habitude de reporter instinctivement sur l'autre jambe tout le poids du corps et d'amener, surtout à la suite d'efforts énergiques, la rotule saine à se fracturer, ainsi que Meuschner, Bromfield, Camper et Astley Cooper, cités par Malgaigne, en ont donné des exemples. Enfin la rupture du cal fibreux, qui n'est pas rare, peut amener des conséquences excessivement graves. Nous avons vu dans l'observation relative à Dentu, publiée par Malgaigne, qu'elle peut se faire jusqu'à trois fois. Heister, Morgagni, Al. Richter, Ortalli, Dupuytren, Roux, Velpeau, Malgaigne et autres en ont cité de nombreux exemples. Quelquefois cette rupture, ainsi renouvelée, amène la déchirure de la peau du genou et la pénétration de l'air dans l'articulation, cas grave qui peut entraîner les conséquences les plus sérieuses : inflammation, suppuration, gangrène, auxquelles il faut remédier par l'amputation, comme le fit Seutin (2), par des débridements multiples, si on veut prévenir la mort (3).

Ce sont là des conséquences médiates très-graves. Il en est d'autres qui, sans présenter ces dangers, ont bien leur importance. Si la fracture n'est pas consolidée par

(1) Follin ; *Pathologie externe*, tom. II, pag. 908.

(2) *Gazette médicale* de Paris, 1841, pag. 512.

(3) Voir l'exemple de Malgaigne dans son *Atlas* du *Traité des fractures et des luxations*, déjà cité.

un cal osseux, si les fragments ne sont pas en contact immédiat, la jambe perd de sa force et les mouvements ne sont pas assurés. Les auteurs citent à tout instant des observations et des faits suivis d'inconvénients de ce genre; je trouve la plupart d'entre eux trop bien réunis dans Malgaigne pour résister à citer ce passage, qui donne en outre des expériences numériques parfaitement probantes. « J'ai examiné avec soin, dit-il, un de nos confrères que l'on citait comme exemple d'un rétablissement complet ; l'écartement est de 2 centim. environ, et le blessé, tourmenté par une méfiance continuelle de la force de son membre, n'oserait aller à cheval au trot, ni monter deux marches à la fois, ni courir un peu vite sur un plan uni ; et surtout il est incapable de porter un fardeau un peu lourd, le genou fléchissant sous le poids. L'incommodité est bien plus grave chez un ouvrier : j'ai vu un tourneur obligé de renoncer à son état, faute de se pouvoir tenir debout sur la jambe ; les forts de la halle perdent moitié et plus de leur force pour porter des fardeaux : j'ai vu un homme tomber à 125 kilogrammes, de 200 qu'il portait avant sa fracture ; un autre déchoir de 600 à 200. Les longues marches deviennent aussi plus fatigantes ; ainsi ce dernier sujet, qui faisait auparavant 15 à 20 lieues par jour, ne pouvait pas aller après au-delà de 10 à 12. Enfin, les blessés fatiguent surtout en montant, ce qui se comprend par l'effort que doivent faire les muscles extenseurs pour redresser la cuisse et le tronc sur la jambe lorsqu'on l'a portée sur la marche supérieure......

» Enfin l'infirmité peut aller plus loin encore, et la faculté d'étendre la jambe se trouve presque entièrement perdue ; J. Hunter et A. Cooper en ont cité des cas très-remarquables (1).»

J'ajouterai moi-même que je connais un monsieur qui ne peut étendre sa jambe, la relever et la rapprocher de l'autre quand il est assis, qu'à la condition de soutenir le genou, et ramener en dedans la rotule droite, dont les fragments sont unis par un cal fibreux de 3 centim., en appliquant la main sur le genou et poussant la rotule de dehors en dedans.

Mme P..., présentant deux fractures transversales et l'une des deux étant comminutive, pouvait évidemment être affectée de quelques-uns des inconvénients de ce genre. Tous sont conjurés. Aujourd'hui, quinze mois après l'accident, il est facile de se convaincre que les deux rotules sont consolidées par un cal osseux. M^{mè} P... jouit de toute sa force, de tous ses mouvements, et aucune des conséquences médiates ou immédiates de la double fracture n'est à craindre. Je dois pourtant avouer qu'en appliquant la main sur la rotule droite, dont le cal est parfaitement osseux en avant, on ressent, pendant les mouvements de flexion et d'extension, de légères crépitations qui peuvent faire craindre que la partie postérieure du cal soit de nature fibreuse. Quoi qu'il en soit, les mouvements ne sont pas gênés, et Mme P... n'éprouve aucune crainte pendant la marche.

Ce résultat heureux est dû au choix des moyens thérapeutiques, aux soins assidus dans la surveillance de leur

(1) Malgaigne ; *Fractures et luxations*, tom, I, pag. 751.

emploi, et aussi à la docilité de la malade à en supporter l'usage.

Jetons un coup d'œil rapide sur le traitement des fractures de la rotule en général, et sur celui que j'ai choisi pour le cas actuel.

Prévenir ou combattre l'inflammation ; maintenir en rapport les fragments jusqu'au moment de leur union par le cal osseux; conserver les mouvements de l'articulation : telles sont les indications à remplir lorsqu'on est en face d'une fracture de la poulie rotulienne.

« Il faut donc s'occuper d'abord à prévenir l'inflammation et à la combattre lorsqu'elle est survenue; au bout de 6 ou 8 jours, la douleur et la tension sont dissipées, et ces changements, qui annoncent la résolution, indiquent aussi le moment favorable à la réduction de la fracture et à l'application de l'appareil propre à la contenir (1). » Les applications froides d'eau de Goulard et de teinture d'arnica, faites d'une manière méthodique et surveillées avec le plus grand soin, ont suffi, chez ma malade, à remplir cette indication fondamentale. La position donnée aux membres, dans le but de satisfaire la seconde indication, a nécessairement contribué à faciliter l'action des résolutifs, en s'opposant à la congestion des genoux et favorisant la circulation de retour. Le plan incliné conseillé par J.-L. Petit, utilisé surtout par Valentin (2), que

---

(1) Boyer ; *Dictionn. cit.*, tom. XLIX, pag. 106.
(2) *Recherches critiques sur la chirurgie moderne.* 1772.

tous les chirurgiens modernes ont conseillé, soit seul, soit combiné avec d'autres moyens, l'hyponarthécie comprise, doit se présenter du premier abord à l'esprit de tous les chirurgiens pour s'opposer à l'action musculaire et empêcher l'écartement des fragments, au moins jusqu'à ce qu'un appareil contentif vienne les maintenir en rapport. L'usage de l'inclinaison des extrémités vers le tronc me parut d'autant plus nécessaire que l'écartement était énorme du côté gauche ; qu'il fallait surveiller l'épanchement qui s'annonçait du côté droit et qui pouvait devenir considérable, et l'inflammation qui pouvait en être la suite ; et que je devais préparer la malade à l'application d'un appareil double, pour une double fracture qu'elle était loin de soupçonner. Avec des ménagements convenables, nous pûmes dans six jours lui annoncer cette triste nouvelle, que du reste elle supporta avec une résignation parfaite. Pendant ce temps, l'épanchement avait été combattu et l'inflammation prévenue.

Je m'étais assuré aussi que cette position suffisait pour maintenir les fragments en rapport, ce qui pouvait être d'une importance considérable au point de vue du choix de l'appareil à employer. Tout était donc prêt pour l'application de l'appareil contentif. Il ne faut pas se laisser aller à l'impatience des malades dans ces cas : on comprend les conséquences graves qui pourraient suivre l'application de l'appareil, alors que l'inflammation de l'articulation, à peine arrêtée, peut s'étendre ou se reproduire. Le moindre ennui est de défaire le bandage, que les intéressés ne manquent point d'accuser des accidents survenus au-dessous de lui, ce qui peut, jusqu'à un certain point, compromettre l'art et la renommée du chirurgien. Ce qui est plus dangereux, c'est de ne pas le défaire à temps. « J'ai vu, pour ma part, un bandage en huit de chiffre, appliqué dès le premier jour, déterminer des eschares sur les points les plus comprimés, et M. Defer a publié l'histoire d'une gangrène survenue par suite de l'application prématurée d'un bandage amidonné(1). »

On sait que les nombreux procédés et appareils pour le traitement des fractures de la rotule se rapportent à trois méthodes, qui les embrassent tous. Malgaigne les a exposées ainsi : « La première a pour objet d'obtenir la réunion la plus solide et consiste essentiellement dans l'immobilité du membre; la deuxième cherche à éviter la roideur et s'occupe par-dessus tout d'imprimer au genou des mouvements étendus, longtemps avant que le travail de réunion soit terminé ; la troisième, qui cherche à réunir les deux avantages, peut être appelée *méthode mixte* (2). » Il n'entre pas dans mes vues de faire ici l'historique de ces diverses méthodes ni l'exposition des appareils employés par les partisans de chacune d'elles. Il me semble que tout le monde se range aujourd'hui à la troisième, qui me paraît la plus rationnelle, et que je préférai immédiatement aux deux autres. L'extension de la jambe et la flexion de la cuisse par le plan incliné, combinée avec la position oblique du tronc, à la manière d'A. Cooper, sont un puissant moyen pour s'opposer aux tractions musculaires et rapprocher les fragments ; mais, la réunion obte-

---

(1) Malgaigne ; pag. 771
(2) *Ibid.*; pag. 750

nue, il s'agit d'immobiliser ceux-ci. « Tous les praticiens ont reconnu la nécessité d'agir de haut en bas sur le fragment supérieur pour le pousser vers l'inférieur, tandis qu'ils retenaient celui-ci de manière à l'empêcher de descendre (1). » Il s'agissait donc de choisir un appareil qui remplît cette indication. Avant d'exposer les raisons qui ont motivé mon choix, je dois dire qu'en me rangeant du côté des partisans de la méthode mixte, je ne comprends pas cette méthode à la manière de Solingen, de Bromfield, de B. Bell, ni même de Ravaton. Le premier, au dire de Camper, conseille de fléchir le genou de temps à autre ; le deuxième n'appliquait l'appareil qu'à la fin de la troisième semaine ; le troisième l'enlevait du douzième au quatorzième jour, pour faire exécuter des mouvements modérés de flexion au membre, et Ravaton ne faisait cette opération que vers le vingt-cinquième jour. Je crois que, sauf des cas extraordinaires, et qui dépendent des complications de la fracture, il faut laisser l'appareil en place jusqu'à ce que le cal soit formé, tout en l'enlevant de temps à autre pour surveiller l'état du genou et de l'articulation. Pour moi, il n'y a pas nécessité, et il y aurait danger à provoquer des mouvements tant que la fracture n'est pas consolidée. Le jeu de l'articulation n'est pas ici plus nécessaire que dans les cas de fracture du fémur, où on laisse tout le membre, et par conséquent l'articulation du genou, dans l'immobilité jusqu'à la consolidation, qui ne se fait guère plus tôt que dans les ruptures de la rotule. Mais, lorsqu'elle est obtenue, je m'empresse

---

(1) Vidal ; *ouv. cit.*, 1re édition, tom. II, pag. 180.

d'exécuter des mouvements, afin de m'opposer à la roideur. On verra que je ne néglige pas les précautions nécessaires pour empêcher la rupture du cal.

Tenant compte de toutes ces conditions, de l'inutilité des griffes de Malgaigne, vu la facilité du rapprochement exact des fragments, et surtout de la sensibilité de la malade et de l'impression que pourrait produire sur elle l'application d'appareils plus compliqués ; me rappelant la difficulté qu'ont les blessés à supporter pendant longtemps le kiastre, l'appareil de Boyer, qui n'en est qu'une modification, et un grand nombre d'autres qui ont été inventés d'après lui, je me décidai pour le bandage unissant des plaies en travers, qui me parut pouvoir remplir parfaitement toutes les indications et dont l'aspect n'avait rien d'effrayant pour la malade et ses parents, peu habitués à la vue des appareils de chirurgie. Il est inutile de décrire ce bandage, qui ne fut apposé qu'après l'application d'une bande roulée sur la partie inférieure des membres. Je mis toute mon attention à ce que les jets de bande verticaux, d'une largeur convenable, prissent bien les fragments supérieur et inférieur dans leurs contours, de manière à ce que la force s'exerçât dans un sens convenable pour que les bords fracturés fussent exactement affrontés. J'évitai ainsi la tendance signalée par Malgaigne de faire basculer les fragments en arrière, de telle sorte que les surfaces de la fracture puissent s'écarter en avant. On a vu que j'y suis arrivé, et qu'il y aurait peut-être à reprocher du côté droit un résultat opposé, puisque je ne suis pas sûr que le cal osseux soit complet sur la face postérieure de la rotule.

En donnant la préférence au bandage unissant des plaies en travers, j'ai imité Desault qui s'en servit le premier, Dupuytren qui l'employait toujours, et mes Maîtres à l'hôpital Saint-Éloi et à l'Hôtel-Dieu d'Avignon, par l'ordre desquels je l'ai souvent appliqué avec d'excellents résultats. Le seul reproche qu'on peut lui faire et que Malgaigne ne manque pas de mentionner, afin d'établir l'avantage de ses griffes, c'est que les bandes s'allongent peu à peu et arrivent dans quelques jours à un relâchement nuisible à la coaptation. On obviera, comme moi, à cet inconvénient en choisissant du linge qui ne soit pas trop usé et en ne craignant pas de multiplier les jets de bande verticaux, qu'on soutiendra par des circulaires et des jets en X, venant aider leur action et s'opposer à leur relâchement. D'ailleurs, il est facile de renouveler de temps en temps l'application de ce bandage, à moins qu'on n'ait voulu le rendre inamovible au moyen de la dextrine ou du silicate de potasse, ce que je ne conseillerai jamais dans le premier temps, et ce qu'on pourrait faire pourtant avec avantage lorsqu'on s'est assuré que la première ou la seconde application ont déjà donné à la fracture la forme et la solidité désirables.

On a vu que le but complexe que je me proposais, par la combinaison de la position des membres et de l'application du bandage unissant des plaies en travers, avait été obtenu avec le plus grand succès. Si j'avais l'arrière-pensée de remplacer plus tard le bandage unissant par un autre appareil ou de le rendre inamovible, les progrès normaux de la fracture vers la guérison me la firent bientôt abandonner; et ce ne fut que pour faire exécuter des mouvements à l'articulation, sans exposer le cal encore tendre à une rupture, que j'employai les deux bracelets que j'ai décrits, et dont l'usage n'avait plus pour but la consolidation de la fracture, mais seulement son maintien.

En y ayant recours et en supprimant l'immobilité, mon intention était de rendre quelques mouvements à l'articulation, afin de prévenir sa roideur. Il y avait à ce moment-là 46 jours que la fracture s'était produite; c'est le temps le plus convenable de penser à lever l'appareil. On comprend que, suivant le choix de la méthode, les auteurs aient rapproché ou éloigné le moment de la levée du bandage. Bassuel ôtait l'appareil au 25me jour; L. Verduc du 30me au 40me jour; A. Cooper le 35me jour chez l'adulte, le 42me chez le vieillard; J.-L. Petit au 50me jour; Boyer après 60 ou 70 jours; et enfin Dupuytren se vantait d'avoir, le premier, maintenu l'appareil de 3 à 4 mois. Malgaigne pose la règle de l'enlever du 35 au 40me jour, non compris le temps que dure l'inflammation, après laquelle il l'applique. Il prétend avoir toujours vu la roideur se dissiper facilement et en peu de temps en suivant cette manière de faire, que j'ai imitée sans le savoir, et qui est normale depuis que ce clinicien a démontré que la consolidation osseuse était faite au 45me jour.

Excepté dans des cas particuliers dans lesquels la rotule aura été broyée, à moins qu'on n'ait affaire à des vieillards, chez lesquels les consolidations osseuses exigent, comme on le sait, plus de temps, la conduite de Boyer, et surtout de Dupuytren, n'est pas à imiter. Pourquoi condamner à séjourner au lit, ou au moins à l'immobilité du membre pendant 3 ou 4 mois, un malade qui est guéri en 40 ou

50 jours, alors qu'on l'expose surtout à une ankylose qui le privera du service convenable de son membre? La pratique de Bassuel doit toujours avoir pour résultat la formation d'un cal fibreux, et celle de Verduc et de Cooper très souvent. Imitons donc, de préférence, J.-L. Petit et Malgaigne, qui tiennent le milieu entre les extrêmes. La distinction d'A. Cooper entre l'adulte et le vieillard est raisonnable ; mais il ne prolonge pas assez la durée de l'appareil dans les deux cas. Quant à moi, j'avais affaire à une personne de 57 ans, d'un tempérament lymphatique ; j'ai dû tenir compte de ces conditions, tout en surveillant, comme je le conseille, d'une manière toute spéciale l'évolution du cal. Je crois que c'est d'après elle qu'on doit se guider plutôt que sur une donnée fixe et arrêtée d'avance de tel ou tel nombre de jours.

Nous avons vu que, si les mouvements des articulations tibio-fémoro-rotuliennes paraissaient sérieusement gênés au début, ils sont bientôt revenus, grâce aux divers moyens employés. Tout en tenant compte des onctions adoucissantes, relâchantes, résolutives et toniques pour ce qu'elles valent, je signalerai deux de ces moyens aux cliniciens : je veux parler de l'exercice fait par la malade (mouvements actifs) et des mouvements passifs auxquels je l'ai soumise par l'intermédiaire de son mari et de la sœur garde-malade, qui s'y sont prêtés avec une intelligence et un dévouement remarquables. Je suis convaincu que ces divers mouvements ont été d'une puissance considérable pour hâter la guérison. L'exercice sur un plan horizontal d'abord, dans un escalier que Mᵐᵉ P... montait et descendait ensuite, doivent nécessairement avoir une

grande efficacité pour résoudre l'œdème des tissus intra et extra-articulaires, leur rendre leur souplesse et leur
élasticité, en faisant jouer autour de l'articulation et dans
son intérieur tous les organes qui prennent part aux mouvements ordinaires La malade exécutait ceux-ci sans en avoir
conscience, sans les rechercher et sans se limiter à tel ou
tel d'entre eux. Elle les poussait plus loin dans l'action
de monter et descendre qu'elle ne l'aurait fait sur un
plan horizontal. De même, les mouvements qui lui étaient
imprimés, et qui consistaient principalement dans la
flexion de la jambe sur la cuisse, tout en étant faits avec
ménagement, avaient pour effet de surmonter la résistance qu'une légère douleur aurait provoquée chez elle et
qui les aurait limités. Je crois que cette pratique, que j'ai
trouvée conseillée dans A. Cooper (1), et qui, combinée chez
la malade de son observation 149 avec l'extension active
de la jambe après que le chirurgien en aurait fait la flexion,
parvint à la guérir, doit être imitée. En envoyant Mme P...
à Luchon, je lui recommandai de se faire fléchir et étendre
ainsi la jambe pendant le bain et la douche, et de combiner les mouvements actifs et passifs avec le massage.

Ces conseils furent apprécies par l'honorable confrère
qui lui donna ses soins à Luchon, et elle s'en trouva
bien.

(1) *Ouv. cit.*, pag. 165.

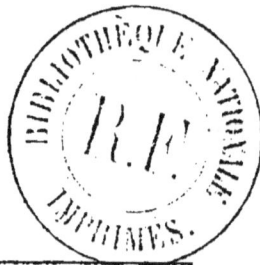

www.ingramcontent.com/pod-product-compliance
Lightning Source LLC
Chambersburg PA
CBHW071340200326
41520CB00013B/3053